AF233271

DE L'EMPLOI DE L'ACIDE LACTIQUE

DANS LE TRAITEMENT DE CERTAINES

ULCÉRATIONS TUBERCULEUSES DE LA PEAU

ET DES MUQUEUSES

PAR

LE D\` M. RAFIN

Médecin du Dispensaire général de Lyon,
Ex-chef de clinique chirurgicale à la Faculté de médecine,
Membre de la Société des sciences médicales.

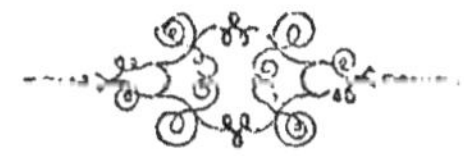

LYON

ASSOCIATION TYPOGRAPHIQUE

F. PLAN, RUE DE LA BARRE, 12.

1888

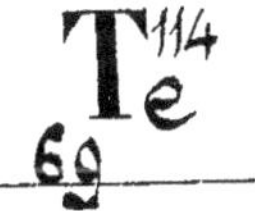

DE L'EMPLOI DE L'ACIDE LACTIQUE

DANS LE TRAITEMENT DE CERTAINES

ULCÉRATIONS TUBERCULEUSES DE LA PEAU

ET DES MUQUEUSES

PAR

LE Dr M. RAFIN

Médecin du Dispensaire général de Lyon,
Ex-chef de clinique chirurgicale à la Faculté de médecine,
Membre de la Société des sciences médicales.

LYON

ASSOCIATION TYPOGRAPHIQUE

F. PLAN, RUE DE LA BARRE, 12.

1888

DE L'EMPLOI DE L'ACIDE LACTIQUE

DANS LE TRAITEMENT DE CERTAINES

ULCÉRATIONS TUBERCULEUSES

DE LA PEAU ET DES MUQUEUSES

———→≫≭≪←———

Le mode de traitement dont il s'agit ici a été préconisé par Mosetig, et dès que les résultats en furent connus, M. le professeur L. Tripier nous engagea à vérifier l'exactitude des faits annoncés par le chirurgien allemand.

Il me semblait, au début de mes recherches, que Mosetig n'avait pas eu d'autre mérite que celui d'ajouter un nouvel agent à la liste déjà longue de ceux qui avaient été employés dans le même but.

Les faits sont venus démontrer que ces préventions n'étaient pas justifiées.

L'acide lactique employé dans quatre cas d'ulcération tuberculeuse, à savoir deux ulcérations tuberculeuses de la langue et deux lupus ulcérés, nous a donné quatre succès.

Or, les auteurs sont unanimes pour considérer comme inefficaces et incertains tous les modes de traitement employés dans le but d'obtenir la cicatrisation des ulcérations de ce genre.

Je lis, en effet, dans l'ouvrage de Fournier (*Leçons sur les glossites tertiaires*, 1877, p. 61) les lignes suivantes : « Rien de rebelle, rien d'incurable même comme les ulcères phymiques de la langue. A part deux cas cités par MM. Verneuil et Laboulbène, jamais, je crois, on ne les a vus guérir. Quant à moi, je n'en ai jamais guéri un seul, je le déclare. »

D'un autre côté, Vallas (*Sur les ulcérations tuberculeuses de la peau*, thèse, Lyon, 1887) dit au chapitre du traitement : « Beaucoup de traitements ont été employés, mais inutilement.

« On s'est servi d'acide lactique, comme pour les ulcérations de la langue et du pharynx. Les applications sont douloureuses et ne modifient pas d'une façon sensible la marche de la lésion. »

Ainsi, Fournier nous donne à penser que les ulcérations tuberculeuses sont le plus souvent incurables, et Vallas, rapportant certains cas où, à la suite des présentations faites par nous à la Société des sciences médicales de Lyon, on avait employé l'acide lactique, spécifie que cet acide ne vaut pas mieux que les autres topiques employés jusqu'ici.

Demarquay (in Dictionnaire Jaccoud) avait exprimé avant ces auteurs une opinion analogue : « L'ulcère tuberculeux de la langue a une évolution chronique, incessante et guérit rarement, pour ne pas dire jamais, en dépit de tous les efforts de la thérapeutique la plus rationnelle et la plus énergique. » L'auteur ne connaît qu'un cas de guérison, c'est celui obtenu par Verneuil à l'aide de l'acide chromique.

En présence de ces assertions, nous croyons devoir publier les observations que nous avons recueillies.

Ces observations sont au nombre de quatre, à savoir :

a) Deux lupus ulcérés du nez ;

b) Deux ulcérations tuberculeuses de la langue.

Obs. I. — *Ulcération tuberculeuse de la langue. Guérison par l'acide lactique. Tuberculose pulmonaire. Mort.*

Antoine F..., demeurant à Lyon, rue Boileau, 144, 50 ans, mécanicien, entre pour la première fois, le 25 décembre 1882, à la salle Saint-Philippe, n° 12, service de M. le professeur Léon Tripier, pour une arthrite fongueuse de l'articulation tibio-tarsienne.

Il y a dix ans, ce malade eut une pleurésie du côté gauche. La maladie actuelle a débuté en septembre 1881, et présente aujourd'hui les symptômes les plus caractérisés d'une arthrite tuberculeuse de l'articulation tibio-tarsienne.

Dans une première intervention, on se contente de râcler les fongosités ; dans une deuxième, on pratique l'amputation de la jambe au tiers inférieur.

La guérison s'effectue sans incident.

Le 8 février 1886, il entre de nouveau à la salle Saint-Philippe, et c'est alors que je le vis pour la première fois.

L'état général laisse beaucoup à désirer, le malade tousse ; à l'auscultation craquements dans toute l'étendue du poumon gauche et au sommet droit.

Le moignon de l'amputation est en parfait état.

Enfin, le malade nous présente sur le bord gauche de la langue une ulcération oblongue, de l'étendue d'une pièce d'un franc environ.

Cette ulcération est limitée par des bords réguliers, non indurés ; le fond est recouvert d'un léger enduit d'apparence grenue et jaunâtre.

Ganglions sous-maxillaires engorgés.

Il est incontestable que l'on a affaire à une tuberculose pulmonaire avancée et à une ulcération de la langue de même nature.

On institue un traitement tonique basé sur l'emploi de l'huile de foie de morue à haute dose et de la liqueur de Fowler.

En même temps, l'ulcération linguale sera touchée avec un pinceau trempé dans la solution à l'acide lactique à 80 °/₀.

15 février. Notable amélioration de l'ulcération, dont le fond est détergé, quoique d'une façon incomplète.

24 février. L'ulcération est considérablement diminuée d'étendue.

10 mars. Guérison complète de l'ulcération. A sa place se voit une cicatrice d'apparence solide.

12 avril. Le malade, qui avait été conservé dans le service en raison de son état général grave, est renvoyé.

Le 18 novembre 1887, il meurt de tuberculose pulmonaire à la salle Saint-Augustin, dans le service de M. le docteur Vinay, sans récidive du côté de la langue.

Obs. II. — *Lupus ulcéré du nez. Guérison par l'acide lactique.*

Marie B..., 16 ans, couturière, née à Salvigniet (Loire), demeurant à Pouilly-les-Fleurs (Loire), entrée le 19 mai 1886, salle Sainte-Anne, n° 3, service de M. le professeur Léon Tripier.

Père en bonne santé, mère morte à 39 ans d'affection pulmonaire aiguë. Deux frères et trois sœurs en bonne santé. Deux autres morts en bas âge.

Il y a six ans, elle remarqua une adénite cervicale et sous-maxillaire assez marquée. Un ganglion s'enflamma plus que les autres, suppura, et l'on voit encore une cicatrice longue de 3 à 4 centimètres, sur 1 ou 2 de large, dans la région sus-hyoïdienne latérale droite.

Souvent elle a eu des maux d'yeux, de la blépharo-conjonctivite. Elle raconte qu'il y a quatre mois son nez s'enflamma, surtout au niveau de l'aile droite, et que cette inflammation augmenta progressivement.

Actuellement, ganglions nombreux dans la région sous-maxillaire et cervicale, aucun d'eux ne présente de signes d'inflammation tant soit peu intense.

Aspect scrofuleux très marqué ; rien du côté des yeux ; dents normales et saines.

L'extrémité du nez, lobule et ailes de chaque côté, est ulcérée, recouverte de croûtes ; quand on les enlève, elles laissent apparaître une surface bourgeonnante à aspect blafard.

Le côté gauche est plus atteint que le droit, l'aile du nez est même détruite de ce côté sur une légère étendue.

L'orifice des narines est manifestement envahi.

Rien de particulier dans les organes internes. Bon appétit. Elle ne tousse pas.

Le traitement par l'acide lactique est aussitôt institué. On commence par débarrasser complètement le nez de ses croûtes à l'aide de quelques cataplasmes de fécule, et sitôt que la surface est détergée, on commence les attouchements à l'aide d'un pinceau trempé dans l'acide lactique à 80 °/o.

Ce traitement est continué les jours suivants, et l'observation porte que sous cette influence les croûtes se reforment de moins en moins nombreuses, les bourgeons paraissent de meilleure nature, et enfin la plaie se sèche. En deux mois la malade, considérée comme guérie, quitte le service.

Obs. III. — *Tuberculose linguale. Guérison par l'acide lactique.*

E... (Antoine), 51 ans, ajusteur, né à Mezel (Basses-Alpes), demeurant à Lyon, rue de Bonnel, 85, entre le 3 janvier 1885, salle Saint-Philippe, n° 15, service de M. le professeur L. Tripier.

Père mort d'accident. Sa mère est encore vivante. Un frère et une sœur morts en bas âge, deux sœurs en bonne santé.

Pas de syphilis probable dans ses antécédents. Pas d'habitudes alcooliques. Pas de scrofule dans l'enfance. Une fille morte à seize ans, une autre en bonne santé.

Le malade déclare ne pas fumer.

L'affection qui l'amène à l'hôpital remonte à 18 mois. Il raconte qu'à cette époque il avait des picotements sur le bord gauche et la pointe de la langue qui lui paraissait plus rouge en cet endroit que le reste de l'organe.

La langue présente actuellement une série d'ulcérations occupant les deux tiers de son bord latéral gauche, se prolongeant sur la pointe et sur le tiers antérieur du bord latéral droit.

Il en existe également sur la face inférieure à l'union du filet avec la langue, et sur la moitié gauche de la face supérieure. Ces ulcérations sont de forme irrégulière.

Sur le côté gauche, quelques ulcérations peu profondes, taillées à l'emporte-pièce, à bords irréguliers, recouvertes au fond d'un détritus de couleur jaunâtre.

Le filet est œdématié et présente une ulcération du même genre que les précédentes.

Une seule ulcération sur la face supérieure.

Les ganglions sous-maxillaires du côté gauche sont, depuis le début de la maladie, le siège d'une notable tuméfaction. Aux poumons, signes de tuberculose peu avancée.

Le malade est soumis pendant quelques jours au traitement par l'iodure, mais sans aucun résultat.

Cette épreuve faite, comme il n'existe plus de doute sur la nature tuberculeuse des ulcérations, on se décide à employer l'acide lactique.

Ce traitement est commencé le 24 janvier, et après quatre jours il en résulte une modification considérable qui contraste avec l'inefficacité du traitement spécifique.

En même temps, régime tonique, huile de foie de morue, liqueur de Fowler. Ce traitement est continué les jours suivants, et le malade quitte le service le 2 mars presque entièrement guéri.

Il revient pendant quelques jours après sa sortie se faire toucher la langue, et la guérison s'achève ; les ulcérations sont complètement cicatrisées.

OBS. IV. — *Lupus du nez. Guérison par l'acide lactique.*

Régis L..., âgé de 21 ans, cultivateur, demeurant à la Rochette, canton de Saint-Martin (Ardèche), entre le 22 avril 1887 à la salle Saint-Philippe, n° 32.

Père mort d'accident, mère morte en couches. Deux frères en bonne santé. Rien à relever dans ses antécédents personnels.

Le début de l'affection remonte à huit ans ; ce fut tout d'abord un petit bouton sur l'aile gauche du nez. Sous l'influence d'irritations journalières, ce bouton augmenta de plus en plus.

Depuis trois ans, la lésion est, au dire du malade, telle qu'elle se présente aujourd'hui, c'est-à-dire que le lobule du nez, l'aile gauche, mais surtout l'aile droite, sont recouverts de bourgeons charnus, sur lesquels s'est déposé un enduit croûteux, adhérent par point, séparé des tissus sous-jacents en d'autres, par une sécrétion peu abondante, d'aspect séro-purulent.

En outre, légère inflammation du sac lacrymal du côté droit.

L'état général est assez bon, le malade est gras, il a les joues grasses, colorées, les lèvres et les paupières épaisses, en un mot il présente les attributs de l'aspect dit scrofuleux.

Le traitement institué fut, en même temps que l'huile de foie de morue et la liqueur de Fowler, les attouchements quotidiens à l'aide d'un pinceau trempé dans une solution d'acide lactique à 80 °/°, après avoir fait tomber les croûtes à l'aide de cataplasmes de fécule.

20 juin. Amélioration très marquée, les bourgeons diminuent de volume.

15 juillet. Les ailes du nez sont à peu près complètement détergées.

Le traitement est continué d'une façon un peu irrégulière, et le malade est présenté le 2 novembre à la Société des sciences médicales de Lyon.

A ce moment la guérison est complète, les bourgeons qui recouvraient le nez sont remplacés par une cicatrice d'excellent aspect.

La seule déformation notable consiste dans une échancrure très manifeste du bord libre de l'aile du nez à droite, où les lésions plus accentuées ont entamé celle-ci.

Dans la discussion qui suivit la présentation de ce malade à la Société des sciences médicales, aucune voix ne s'éleva pour mettre en doute la réalité de la guérison.

Il n'entre pas dans nos intentions de faire ici d'une façon complète l'énumération critique des nombreux médicaments qui ont été préconisés pour le traitement des ulcérations tuberculeuses. L'on peut, du reste, avec Spilmann (*De la tuberculisation du tube digestif*, thèse Paris, 1878), les classer sous trois chefs :

A) Les astringents, le chlorate de potasse qui a semblé parfois utile, mais dont l'usage a pu devenir insupportable à cause des douleurs qu'il provoque.

B) Les caustiques, tels que le nitrate d'argent, l'acide phénique, le perchlorure de fer, le chlorure de zinc, l'acide chromique. D'après Isambert, l'emploi des caustiques est généralement très douloureux, et bien qu'après la chute des eschares, les ulcérations semblent prendre pendant quelques jours un aspect bourgeonnant de bonne nature, cependant on ne voit jamais la réparation survenir.

Toutefois, nous avons cité le cas de Verneuil, dans lequel la guérison fut obtenue en faisant usage d'une solution d'acide chromique à parties égales appliquée trois fois par semaine pendant deux mois.

Flemming, toujours d'après le même auteur, aurait employé avec succès l'azotate de cuivre. Billroth a tenté la cautérisation à la potasse caustique, mais sans résultat.

Gosseliu, Oulmont, Féréol, Laboulbène ont préconisé la teinture d'iode ; un cas de Laboulbène semblerait indiquer une réparation à peu près absolue obtenue par ce moyen.

Le fer rouge employé par Trélat lui a donné un succès.

M. Tripier s'est servi du même moyen dans un cas d'ulcération tuberculeuse de la langue, provoquant des douleurs très vives. Malgré ces larges cautérisations, il n'y eut pas d'amélioration ni dans l'état de la plaie, ni même des phénomènes douloureux.

C) L'exérèse. Spilmann a recueilli sept cas d'ulcération tuberculeuse traités par l'excision ; deux fois par la galvano-caustie (Kœrte, Kœnig), cinq fois par l'excision suivie de suture (Kosinski, Ranke, Nedopil, Krönlein.)

Chez le malade de Kosinski, la récidive a eu lieu un mois après, les autres sont morts rapidement ou peu après.

Depuis cette époque d'autres extirpations ont été pratiquées.

Dans un cas d'ulcération tuberculeuse de la lèvre, M. Poncet (de Lyon) enleva l'ulcération à l'aide d'une incision en V, comme pour les cancroïdes (in thèse Vallas, obs. XXXII). Le malade revint à l'hôpital quelques mois après et raconta que « la réunion de la plaie opératoire ne s'est pas effectuée d'une façon parfaite. Il a toujours persisté une petite fistule laissant échapper un liquide séro-purulent. A quelques millimètres en dedans, sur la limite de la peau et de la muqueuse labiale, existe une petite ulcération. Elle a débuté par un bouton, rouge d'abord, puis blanc, et qui, en s'ouvrant, a donné naissance à la perte de substance. Les bords en sont taillés à pic, le fond est recouvert de petits points jaunâtres ».

Il semble donc que par l'ablation on n'a pas enlevé tout le mal ou que la plaie s'est réinoculée pendant l'opération et, d'autre part, la récidive s'est produite dans le voisinage.

Je dois ajouter aux agents cités plus haut, l'iodoforme qui

a été préconisé comme ayant une action toute spéciale sur le bacille tuberculeux.

Les traducteurs de Duhring (*Traité prátique des maladies de la peau*, par Duhring, traduit par Barthlemy et Colson) citent en note (page 588) Fournier, qui a employé avec succès dans deux cas, l'un de tuberculose de la langue, l'autre de tuberculose du méat, la teinture éthérée d'iodoforme.

Ces deux faits méritent évidemment une sérieuse attention.

De cet examen rapide, il semble résulter qu'en définitive dans le traitement des ulcérations de la langue l'insuccès est très fréquent et que dans les cas exceptionnels où la guérison a été obtenue, c'est à l'aide des agents les plus variés.

Ce que nous venons de dire s'applique surtout aux ulcérations tuberculeuses proprement dites.

Quant au traitement du lupus, il serait oiseux d'énumérer les nombreux moyens employés dans ce but.

Il me suffira de dire que l'on se propose, à part les cas exceptionnels où on a pu employer l'exérèse, d'obtenir la destruction plus ou moins complète du tissu morbide ou sa transformation fibreuse à l'aide des moyens les plus variés, électrolyse, cautérisation, scarification, applications irritantes.

Comment agit l'acide lactique ?

Quand Mosetig eut employé à l'hôpital Wieden l'acide lactique, il présenta cet agent comme ayant un pouvoir destructif très caractérisé sur les tissus pathogéniques. Il l'employa dans le traitement du lupus, des épithéliomes, soit en solutions concentrées, soit sous forme d'une pâte à parties égales avec l'acide silicique. Cette pâte restait douze heures en place, pour être réappliquée après une interruption.

Sous son influence, les granulations fongueuses et les tissus dégénérés se transforment en une bouillie noirâtre. Les recherches de cet auteur furent exposées à la Société império-royale des médecins de Vienne (séance du 20 novembre 1885).

Pour Mosetig, l'acide lactique possède deux propriétés assurément fort remarquables, il escharifie les tissus morbides, il respecte les tissus sains.

Les résultats un peu différents que nous avons obtenus tiennent sans doute à ce que nous ne l'avons pas utilisé de la même façon que cet auteur.

Nous avons employé la solution à 80 °/₀, c'est-à-dire acide lactique 80 gr., eau 20 gr. et nous avons fait à l'aide d'un pinceau trempé dans cette solution des attouchements renouvelés tous les jours. Sous cette influence, il n'y a pas d'escharification des tissus, le fond de l'ulcération se déterge lentement, les débris plus ou moins caséeux qui la tapissent disparaissent peu à peu, et la plaie virulente se comporte comme une plaie ordinaire, c'est-à-dire qu'elle se comble dans le sens de la profondeur, en même temps que l'épidermisation se forme de la périphérie au centre.

Dans les deux cas de lupus ulcéré où nous l'avons employé, les granulations ont perdu leur aspect blafard, et se sont lentement transformées en un tissu fibreux cicatriciel, comme sous l'influence des diverses applications irritantes qui sont employées par les dermatologistes.

Dans aucun cas nous n'avons vu de portions escharifiées.

Il semble donc que ce soit par une action légèrement irritative que l'acide lactique a agi. Y a-t-il en outre une action antiseptique spéciale sur le bacille de la tuberculose ? Nous ne saurions le dire.

Relativement à la deuxième proposition de Mosetig, nos recherches confirment les siennes, les tissus sains du voisinage sont complètement à l'abri de l'action du caustique, sans que nous ayons pris la moindre précaution à cet égard.

J'ajouterai que M. Tripier a employé l'acide lactique en solution dans un cas de papillome de la lèvre sans aucun résultat.

En résumé, chez les quatre malades où nous l'avons employé, l'acide lactique nous a donné quatre succès.

Est-ce à dire qu'il en sera toujours ainsi ?

Nous n'oserions le dire.

En outre, l'action de l'acide lactique employé en solution est lente. En effet, nos observations portent un mois et deux mois pour les ulcérations de la langue, et pour les lupus deux mois et six mois et demi.

Il nous semble que pour une affection aussi rebelle que les ulcérations de la langue cela ne saurait constituer un reproche bien sérieux si la lenteur de l'action était compensée par la sûreté de l'effet. D'autre part, la lenteur avec laquelle les lupus se modifient sous l'influence des modes de traitement habituels autres que l'excision, laquelle est rarement applicable, nous permet de ne pas tenir compte de cette objection.

En revanche, cette lenteur, en somme contestable, avec laquelle agit l'acide lactique, est compensée par la simplicité de son application.

Celle-ci pourra, sans difficulté, être faite par le malade lui-même ou toute autre personne, et elle ne détermine pas une douleur bien vive, ainsi qu'on aurait pu le craindre.

J'ajouterais enfin que l'acide lactique, pas plus que tout autre traitement applicable aux tuberculoses localisées, ne sauraient mettre à l'abri de la récidive *in situ* ou dans le voisinage.

On sait combien celles-ci sont fréquentes chez les malades atteints de lupus, et d'autre part, il est aujourd'hui hors de conteste que les ulcérations tuberculeuses linguales sont des lésions secondaires, survenant chez des sujets ayant de la tuberculose dans d'autres organes ; il n'est donc pas surprenant que des auto-inoculations puissent se faire à nouveau.

Un dernier mot. Vallas, avons-nous dit, parlant du traitement des ulcérations tuberculeuses, dit que l'emploi de l'acide lactique ne donne pas de résultat.

Or, si l'on examine de près les observations sur lesquelles est basée cette manière de voir, nous voyons qu'il n'y a pas là de raisons suffisantes pour rejeter cette méthode.

Ces observations sont, en effet, au nombre de deux :

Dans la première, il s'agit d'une malade chez laquelle

notre excellent ami le docteur Honnorat voulut bien, sur notre demande, employer l'acide lactique pour une ulcération tuberculeuse de la lèvre inférieure.

L'observation porte que deux attouchements avec une solution à l'acide lactique à 50 °/₀ furent faites.

La malade quitta le service quelque temps après « dans un état un peu moins bon qu'à son entrée ».

Je ferai tout d'abord remarquer que la solution à 50 °/₀ est beaucoup moins concentrée que celle employée par nous, ensuite deux attouchements seulement ont été faits.

Ainsi, insuffisance manifeste du traitement ; j'ajouterai en outre insuffisance de renseignements, puisque ces deux attouchements signalés, il n'est plus question de l'ulcération, et qu'il n'est pas dit si l'aggravation de l'état signalée au départ du malade doit être mise sur le compte de l'état général ou de l'état local.

La seconde observation a trait à une malade du service de M. le professeur Poncet, présentant à la fois une tuberculose de la langue et de la main droite (doigt et éminence thénar). La tuberculose du doigt est râclée, celle de l'éminence thénar excisée, le tout, avec un égal insuccès ; quant à l'ulcération linguale, elle est touchée *une seule fois* avec de l'acide lactique à 50 °/₀. L'auteur néglige de nous dire ce qu'il en advint ; incontestablement la guérison ne s'ensuivit pas.

On serait donc en droit de se demander sur quels faits il se base pour formuler sa condamnation ; en tout cas ses observations ne sauraient prévaloir contre les nôtres.

Nous croyons donc que l'on devra utiliser l'acide lactique dans le traitement des ulcérations tuberculeuses des téguments. C'est à dessein que nous avons négligé de parler des ulcérations laryngiennes, cette question devant être réservée aux spécialistes.

www.ingramcontent.com/pod-product-compliance
Lightning Source LLC
LaVergne TN
LVHW021810030726
842523LV00003B/1331